JN310581

がんの特効薬は発見済みだ!

医学博士
岡崎公彦
Okazaki Kimihiko

たま出版

はじめに

本書を手にされたあなたは、タイトルをご覧になって、きっとこう思われたことでしょう。

「まさか、がんがクスリで治るはずがない！」

——でも、なぜそのように思われるのでしょうか？

ここで、誰もが罹《かか》りたくないがんを、運悪く自分が宣告された状況を考えてみましょう。

最初に襲いかかる感情は、「絶望感」です。いよいよ年貢の納めどきが来たのか？　残り何年生きられるのか？　本当に自分は数カ月で死ぬのか？

そのように絶望しながら、自分を診断した医師に、救いを求めます。

「先生、何とか助かる道はありませんか？　あと何年くらい生きられるのでしょうか？」

医師は答えます。

「大丈夫ですよ。がんを摘出する手術をすれば、まだまだ生きられるでしょう。」

あるいは、こう言うかもしれません。

「もう末期に入っています。手術はおそらく不可能に思えます。抗がん剤治療や放射線治療で、できるだけやってみましょう。」

このような光景は、これからもっともっと増えていくでしょう。何しろ、国民の二人に一人が、がんに罹ると言われている時代です。自分の周囲にいる両親、兄弟姉妹、友人などで、「誰一人、がんに罹った者はいない。」

と断言できる人は、皆無に近いのではないでしょうか。

このように、「がん」という病は、今や特異な病気ではなく、誰が罹っても不思議でない病気になっています。また、その治療法は、手術、抗がん剤治療、放射線治療に限定されており、どの方法でも完治した事例はそれほど多くありません。これは、残念ながら現代の常識です。

一時、健康食品の「アガリクス」などの食品が、がんに効果があると宣伝されました。アガリクスを服《の》んでがんが治癒したという事例集なども、書籍になって発行されました。しかし、これは結局、創作して書かれたもの、つまり、嘘であったことが判明して、希望を抱いていた人々に衝撃を与えました。

丸山博士によって開発された丸山ワクチンなどもありますが、厚生労働省の認可がいまだに下りていません。そのため、この治療を受けるには、保険がきかず、自己負担になっています。完治しないまでも、延命効果があると伝えられて、ワクチンを希望する人もかなりおられるようです。

がんに罹ると、「溺《おぼ》れる者、藁《わら》をも掴《つか》む」という心境になるのは、無理もありません。しかし、溺れているとき、流れてきた藁を掴んでも、助かる見込みは、まずありません。

本書でお伝えする情報は、当然のことながら、がんと診断されて苦しんでいる人たちに「藁」を提供するものではありません。この本を手にされるまで、おそらくあなたが全くご存じなかった「新しい情報」であり、しかも、あなたの大切な命を救うというものなのです。

本書を読まれて、その治療を受けられるなら、おそらくあなたは元気に回復されるでしょう。末期のがん患者の場合は一〇〇パーセントというわけにはいきませんが、それでも半分以上の方々は、生還できるに違いありません。

ヨガや座禅をやれというのでもありません。そういう努力も不要です。ただ、すでに発見されている薬（特効薬）を、決められた量だけ服むだけでよいのです。副作用も全くありません。薬も高価なものではなく、安価に入手できるものです。あなたにとって、これ以上の「朗報」はありません。

でも、そんなにありがたいものがあるなら、なぜ今まで知らされていなかったのか？

掛かりつけの病院で、なぜ薦めてくれないのか？

そういった疑問が、次々とわきおこってくるに違いありません。

本書では、それらに対して丁寧にお答えしていきます。どうか、逸《はや》る心を抑えて、期待しつつ、お読みください。


がんを「特効薬」で治すという情報は、詳細な説明が必要なものではありません。極めて簡単で、シンプルな「お話」です。ですから、本書は、書籍としては常識外れに薄い本となっています。

内容が簡単であるがゆえに、逆にすぐには信じられないかもしれませんが、まずはとにかく、読んでいただき、実践していただければと思います。

目次

1. 本書を出版する理由

私は、すでに七十代半ばを超え、男性の平均寿命に近づきつつあります。今は健康で元気であっても、いつ人生の幕が下りるか、予測できません。思い残すことがないようにと、自分を観察するとき、どうしても世の中にお伝えしておかなければならないことが、執拗に頭をよぎって離れないのです。それが、今回の出版の動機です。

私は少年時代、ラジオいじりが大好きで、組み立てたり修理したりして楽しんでいました。自分の進路を決めることになった、そんなある時、ラジオ修理がこんなに面白いのだから、人間の病気を治す仕事はもっと面白いに違いないと思い、それが、医学の道を歩む動機になりました。

京都大学医学部を卒業して数年後に、教授の勧めもあり、アメリカ・ピッツバーグ大学、カナダ・オタワ大学などに留学して、与えられたテーマに基づき研究を続けました。研究成果もそれなりに出していたのですが、功績は教授が獲得するというのが、この世界の常識、慣例でした。

日本へ帰った後、七年以上にわたって愛知医科大学で学生たちを指導したこともありますが、その後は、臨床医として患者治療に専念しました。関西医科大学香里病院、洛和会音羽病院、康生会武田病院を皮切りに、京都、埼玉、静岡、千葉、東京の個人病院で、内科医長、部長、副院長、院長などとして勤務しました。

現在は、京都で内科医としてクリニックを開業していますが、開業してから、はや二十年が過ぎました。


考えてみれば、私がいきいきと躍動する瞬間は、いつも新しい事象などを発見して、「真理」に近づいたと実感できた時でした。

患者を治療するに当たっても、経営のことを考えたり、既知の治療法をありきたりに施すという作業は、どちらかといえば苦手でした。ついつい、治療法の原点を考えてしまうのです。

なぜこのような治療法が有効なのか？

その根拠は何なのか？

などと考えてしまうのですが、その背景には、医学界の常識をそのまま無条件に受け入れられない自分がいました。

私は、先に「究極の難病完治法」（たま出版）という書籍を出版しましたが、そこには、いまだ医学界では治療法が確立していないリウマチなどの膠原病、アトピー、花粉症などのアレルギー性疾患を完治させる方法が書かれています。私自身が、それまでに六百四十五名に及ぶ患者を治療したデータに基づき、得た結論を述べたものです。

その治療法では、継続して治療を受けた患者は、一〇〇パーセント完治しました。

ところが、喜び勇んで、その結果を英文にまとめ、海外の権威ある医学誌に発表を試みるのですが、なぜか、理由もわからないままボツにされるのです。

やがて、その原因が明確に把握できたとき、国内だけでなく、世界の医学界の裏の事情を知ることになりました。

仕方なく、医学誌への発表を断念して、薬学界で権威ある「応用薬理」に論文を投稿し、みごと採用されましたが、残念ながら、医学界に広く周知させることはできませんでした。

そこで、思案の結果、書籍にして世に問うたのです。

その間の詳しい経緯は、その本をお読みいただくとして、今回、発表する「がんの特効薬」は、勿論、私の発見ではありません。

それにもかかわらず、なぜ私が書籍にしてこの情報を広く皆様にお伝えしようとするのか。それは、せっかくの貴重な、人類の宝とも言うべき「がん治療法」、すなわち、確実にがん患者を生還させるという画期的な方法が、いまだに世に知られていないからです。

現代医学の場合、乳がんであれば、女性にとって大切な乳房を切除します。子宮がんであれば、子宮を切除しますから、子供は産めなくなります。腎臓がんであれば、二つある腎臓の片方を摘出します。胃がんであれば、場所にもよりますが、胃の四分の三以上が切除されます。直腸がんの場合は、人工肛門などをつけます。膀胱《ぼうこう》がんの場合も、膀胱に代わる人工的な袋をぶら下げた状態になります。

これらの手術で一命を取りとめた場合、大概の人は「がんが治った」と言いますが、でも、本当に治ったと言えるでしょうか？　大切な自分の肉体の一部が、永久に戻ってこないのです。たしかに、近い将来にがんで死ぬ危険は去ったかもしれませんが、これからの残りの人生に、大きな不便や苦痛などを受けることは避けられません。

最もたいせつなことは、予後のＱＯＬ（クオリティー・オブ・ライフ）です。つまり、再発がんの可能性を低く抑え、質の高い生活を持続することです。ご存じのように、初発がんより再発がんの方がずっと怖いのです。

その点、この特効薬には副作用がありませんから、初発、再発、両方のがん予防に応用できます。

2.「がん特効薬」の発見者

さて、肝心の特効薬の発見者について——。

私は、一九八七年頃、元・毎日新聞の経済記者・小泉貞彦氏の著作になる「第三の制がん剤・ベンズアルデヒド」(かや書房)という書籍を読み、そこで初めて東風睦之《こちむつゆき》博士の業績を知りました。

東風博士は、一九八五年五月、米国国立スローンケタリングがん研究所の機関誌に、制がん剤に関する論文を発表されました。その論文の骨子は、次のとおりです。

東風博士は、イチジク抽出液からハツカネズミの腹水がんの移植阻害に有効な成分を分離し、これをベンズアルデヒドと同定しました。この物質は、揮発性の有機溶媒なので、ブドウ糖と化合させて水溶性としたのち、末期がん患者六十五名を対象として、がん治療効果を調べました。

その結果、五五パーセントという高い有効率を得たのです。副作用も皆無でした。

これは、明らかに、画期的な世紀の「大発見」です。有効率が五五パーセントというのは、特効薬としては低すぎると思う方もおられるかもしれませんが、対象が末期がん患者であることを考慮すれば、五五パーセントといえども、素晴らしい成果とみなせるのです。

このように、がん治療学上の大発見が、米国国立スローンケタリングがん研究所の機関誌という、国際的に権威ある学術誌に掲載されたのですから、数多くの追治験が実施され、報告されるのが当然です。

ところが、なぜか皆無なのです。

実は、この事実の裏には、複雑な医学界の「事情」が潜んでいたのです。

私自身も、肺がん完治の一例を、「がん特効薬候補者・パラヒドロキシベンズアルデヒド」と題した英論文にまとめ、フィラデルフィアのペンシルベニア大学医学部教授が編集長を務める学術誌に投稿したのですが、そのとき、明確な理由も示されずに、「受理できない」という決定が送られてきました。メールで苦情を述べると、編集長から質問が一つだけあるとのこと。そこで、その質問に丁寧に応答しましたが、それ以後、何一つ連絡がありませんでした。

要するに、この「特効薬」の追治験論文は、受理されないのです。

その後、現在に至るまで、追治験の報告は国内的にも国際的にも一切ないと断言できます。


このような次第で、東風博士の貴重な論文が、国内外で評価されないばかりか、それを発展させて治療に役立てる努力もなされなかったのです。何らかの事情で封印された、といっても過言ではありません。

私は、この論文の整合性と価値を見抜き、東風博士が経営される一条会病院へ、二カ月の短期間でしたが、勤務医として参加し、その治療の成果を自分の目で確かめました。確かめ得たことは、一般的にがん病棟につきものの、多くの患者が死に瀕するという暗い雰囲気が全くなく、全患者が回復期という明るい雰囲気が支配していたということです。

3.「特効薬」を認めない背景

論文に欠陥がある場合は、その旨、明確に知らされるのが通例です。何の理由も示さずに無視する姿勢には、複雑な理由が絡んでいるのです。一般の人々には理解しがたい背景があるのです。

それを、ここではっきりとさせましょう。

がん学界の権威と言われる人で、私の知人でもある某氏は、ベンズアルデヒドのことをよく知り、本音としてはその効能も認めていることを私は知っています。

ところが、彼だけでなく、すべてのがん学界の重鎮が、ベンズアルデヒドを「がん特効薬」として認めたくても認められない理由があるのです。それは、いったい何でしょうか。

項を改めて後にも述べようと思いますが、ひと言でいうならば、そこには人間の卑しい〝欲〟が絡んでいるのです。

もし、それを認めたらどうなるでしょうか。世界中のがんセンター、がん研究所の研究目標が消滅してしまいます。だからこそ、画期的な発見がなされてはいけないのです。

彼らは、寝る間も惜しんで「がん治療法」を日夜、研究しているはずですが、そんな彼らにとって、そんなに簡単に「がん特効薬」などが発見され、普及しては困るのです。

画期的な治療法が発見されないように願いながら、治療法を研究しているというのですから、常人には到底理解できません。自己矛盾もいいところです。

人類は「真理」を求めて努力し、長い年月をかけて今日の文化・文明を築いてきました。現代社会にあっても、その姿勢は変わらないと誰しも信じています。

しかし、現代の社会を支配している「見えざるマインド」は、正義に基づいた純粋で崇高なものではありません。そういった意味で、現代社会は、極端に〝病んで〟いるのです。

権力を持った人々ほど、お金や利権や名声を求めてうごめいています。一度得た利権、あるいは快適な境遇を確保すること以上に価値あるものは、彼らには存在しないのでしょう。真理も正義も及ばないのです。

この「冷厳な事実」を認めない限り、あなたの命も安全ではありません。本来なら助かる命が、いつなんどき奪われたり、短くさせられてしまったりするかもしれない危険に晒《さら》されるのです。


人命を助けるべき「医学」の名のもとに、それを施す医師の多くは、悪意からではなく、与えられた知識と経験に基づき、真面目に処置、処方しています。醜い真相を知らないからです。そして、患者の多くは、「がんに罹ったら、切除手術か抗がん剤投与しか方法がない。」と信じ切っています。

そのおかげで、関係機関および関係者は収入が保証され、生活が成り立っています。製薬会社は、抗がん剤で潤っています。

ある抗がん剤が、がん治療に有効かどうかは、問題ではありません。他に手立てはないと信じる患者は、効こうが効かなかろうが、文句なしに医師の指示に従って、抗がん剤投与を受けるからです。

最近になって、ようやく、抗がん剤投与に疑問を示す患者も増えつつありますが、一時は、製薬会社にとって抗がん剤はドル箱でした。日本だけでも、医療費は年間三十兆円を超えています。年々増加していく個人負担の「健康保険費」は、いつかは破綻を迎えるでしょう。

保険料や医療費に苦しみながら、一方では、何の疑問も抱かず、医師に言われるままに「誓約書」を書いて、身体を傷害する処置をしてもらっているのが現状です。他人事《ひとごと》ではありません。それは、「がん」だと宣告された患者の大半がたどる道なのです。

自分が救われたいばかりに、医者の治療を信じ込み、命を捨てる——このような現状を、医学界の内側から見てきた私が、このまま黙って「あの世」へ旅立てない理由がおわかりいただけたでしょうか。

本書を書いたからといって、私自身の利得につながるものは何もありませんし、いまさら、名誉のためでもありません。人類の一員として、あまりにも嘆かわしいからです。医学の道に志した私の、「良心」が許さないからです。

東風博士は自ら病院経営をされましたが、この画期的ながん治療方法を、広く世界に知らしめる努力はされませんでした。それは、今お伝えしたように、あまりにも不可解な、というか、理不尽な抵抗に遭うことを承知して居られたからです。

きっと博士は、いろいろと難癖をつけて理解を示さない医学界に対して、それでも孤軍奮闘すれば、やがて怒りの感情を爆発させて、気が変になることを予測されていたのかもしれません。

4．がん細胞「発生と抑制」のメカニズム

ここで、医学的に考えられる「発がんのメカニズム」について、簡単に述べておくことにします。

がん遺伝子は、すべての正常細胞の核内遺伝子に潜んでいます。通常の場合は、ヒストンなどのタンパクによって強い抑制を受け、静かにしていますが、何らかの原因で抑制が除かれると、がん遺伝子が活動し始め、発がんすると考えられています。

この発がんのプロセスを進める酵素がありますが、それをチロシン・キナーゼと呼びます。少し専門的ですが、チロシンは芳香族アミノ酸の一種で、ベンゼン核にアラニンと水酸基とが対角位置に付いた構造をしています。キナーゼはリン酸基を付加する酵素です。

一方、ベンズアルデヒドもベンゼン核にアルデヒド基が付く構造を持っており、チロシンと似た構造であるため、酵素の基質受容体がチロシンと誤認してベンズアルデヒドを受容するので、本来の基質であるチロシンが基質受容体に付着できなくなり、酵素活性が低下し、ひいては発がんのプロセスが停止します。

これが、ベンズアルデヒドのがん特効薬としての作用メカニズムです。

そして、ベンズアルデヒド誘導体の中でもパラヒドロキシベンズアルデヒドは、アルデヒド基と対角位置に水酸基があるから、よりチロシンに似ており、より強くチロシン・キナーゼを阻害し、より強い制がん作用を発揮するのだと思われます。

5. 特効薬の中味と信頼性

前記、がん治療に有効なベンズアルデヒドは、少量ではあるものの、生アーモンドに含まれています。毎日、三十個から五十個の生アーモンドを食べれば、初期のがんは治ります。

ちなみに、三共製薬のビオタミンと東和薬品のビオトーワは、どちらも同じ構造式のビタミンB_1誘導体ですが、分子構造中にベンゾイル基（ベンズアルデヒドから水素原子が一個欠落したもの）を含んでいて、内服すると、消化液で加水分解を受け、ベンゾイル基が遊離して吸収され、制がん作用を発揮します。

これはどのような種類のがんにも有効です。効きにくいがん種というものはありません。

がんの進行度合いや体力の状況により、処方に多少の違いはありますが、基本的には以下のようになります。

■処方箋

ビオタミンまたはビオトーワの一日一錠の内服を三週間続け、四週目ごとに四~五割増量して、最終一日につき、三十錠を服用すると、軽度の進行がんも治療可能です。

一日一錠から始めるのは、徐々に身体をクスリに慣らさないと、がん組織から出血するからです。発がん予防目的で服用する場合は、十日に一回十錠を服むのが賢明です。平均すれば一日一錠ですが、十日間隔に十錠服めば、出かけたがんの芽を完全に消滅させられるから、より完全に予防できるのです。

パラヒドロキシベンズアルデヒドは、水溶性（一グラムが二〇〇ミリリットルの水に可溶）で、より強力な制がん作用があります。唯一の難点は、水溶液の味の悪さです。澱粉で五倍散か十倍散にすれば、ずっと服用しやすくなります。

一日二・五ミリグラムを三週間続け、四週目ごとに四割増量し、最終一日十五グラムを続用すれば、極端な末期がん以外は、生還可能です。

どのくらいの期間、服み続ける必要があるかについては、症状によって異なりますが、最長でも二百日くらいと考えてよいでしょう。もう一つの選択肢は、外科的手術後に、ビオタミン、ビオトーワ、またはパラヒドロキシベンズアルデヒドで、術後再発を予防することです。その場合の処方箋は、術後がん残存の可能性がある場合は治療用の処方箋と同じですし、残存の可能性がない場合は予防用の処方箋と同じです。

6. 治療体験者の「カルテ」

では、ここで、ご参考までに、私の営むクリニックに来訪された患者のカルテを公開します。

ケース・バイ・ケースですから、一概に同じ処方にはなりませんが、おおよその予測はできるかと思います。

◎七十七歳の女性　S・Tさん

初診日（一九八九年十月十五日）

前夜来、頻尿、残尿感、排尿時痛あり、検尿上、潜血（＋＋）、タンパク（＋＋＋）、尿沈渣、赤血球無数、白血球一〇〇～一五〇／視野あり、急性腎盂腎炎と診断し、翌日、京都府立桂病院内科に紹介、入院させる。

十月十九日、同科より診療情報提供書を受け、尿所見は同月十八日に完全に正常化するも、念のため、腎ＣＴを実施したところ、左腎上端にサイズ六～七㎝の腫瘤を認め、その形状より悪性腫瘍（Grawitz's tumor）が疑われるため、精査と手術を勧めるも、患者は拒絶して当院再診。

同月二十四日、当院にてビオタミン二錠（有効成分一〇㎎）処方。翌年二月十九日、同三錠に増量し、同年八月初頭まで続用し、治療終了。その頃には団体バス旅行に参加する程、元気を回復した。後日の追跡調査で、この方は二〇〇四年に老衰のため、九十二歳で亡くなられた。

◎四十一歳の男性　M・Tさん

初診日（二〇〇四年四月三日）

前夜来の三十七・八度の発熱、鼻づまり、咽頭痛を訴え、視診上、咽頭粘膜発赤を認め、急性咽頭炎と診断し、抗生物質シーヌン、二〇〇mg、一日三錠、五日分処方。

四月八日、咽頭痛と咽頭粘膜発赤は改善するも、夜間発熱（三十七・五度）と黄緑色の痰を訴え、初期の肺結核を疑い、血沈（赤血球沈降速度）と胸部X線をとる。血沈の軽度亢進と左肺中肺野に直径八mmの円形陰影を認め、肺門リンパ腺結核と診断し、イソニアジッド、五〇mg、一日九錠、八時間ごと三回、二十八週間分を処方。

一〜二週間間隔で血沈を追跡。初週13（正常7以下）、以後、7、7、6、5、7、8、6、6、6、4、5、6、5、4、5、5、5、5、6、4、5、6、6、5、5、5、4、5、7、4、5、5、5、5、4、5、3、4（二〇〇五年十一月十六日）と正常値が続く。

これらの正常血沈値とは裏腹に、二〇〇五年十一月初頭以来、右上胸部痛ありと訴える。初期の肺がんを疑い、同がん腫瘍マーカー：ニューロン特異的エノラーゼの血液検査実施。一八・〇（正常一〇・〇以下）の異常高値が出たため、がん治療としてビオトーワ一日一錠、二週間分処方（二〇〇五年十一月十六日）。

十日後、右上胸部痛軽快する。

二〇〇五年十一月三十日、ビオトーワ二錠、八週間分処方。

以後、三錠、四錠、六錠、九錠、十二錠、十八錠と漸増し、二〇〇六年

五月二十四日、ビオトーワを中止しパラヒドロキシベンズアルデヒド七〇mg　二週間分処方。以後、二週間ごとに一〇〇mg、一四〇mg、二〇〇mg、三〇〇mgと増量。

二〇〇六年十月二十四日　四〇〇mg
二〇〇六年十二月二十日　五〇〇mg
二〇〇七年二月二十四日　七〇〇mg
二〇〇七年四月五日　一〇〇〇mg
二〇〇七年八月十八日　一五〇〇mg
二〇〇七年十二月二十九日　二〇〇〇mg
二〇〇八年三月八日　二五〇〇mg
二〇〇八年六月七日　三〇〇〇mg
二〇〇八年八月九日　三七二〇mg

二〇〇八年八月十二日　四三四〇mg
二〇〇八年九月二十日　四九六〇mg
二〇〇八年十月二十五日　三六〇〇mg
二〇〇八年十二月十日　五〇〇〇mg
二〇〇九年二月十四日　六五〇〇mg
二〇〇九年五月十五日　八〇〇〇mg
二〇〇九年七月二十一日　一〇五〇〇mg
二〇〇九年八月十九日　一二五〇〇mg
二〇〇九年九月十七日　一五一五〇mg

このように順次増量し、
二〇〇九年十月一日、赴任先某院にて肺がん完治の診断を受け、内服中止し、治療終了。

腫瘍マーカー：ニューロン特異的エノラーゼは、一～二カ月間隔で追跡。二〇〇六年一月十一日～二〇〇九年六年十三日の推移は、10・9、9・6、8・3、8・4、8・2、7・7、7・8、6・8、9・8、8・9、8・5、8・2、7・9、10・0、9・5、9・8、9・0、7・8、7・4、0、8・9、8・9、8・8、7・6、7・7、8・8、7・8、7・4、9・1、8・7、7・8、9・5、9・3、10・2、9・6、8・1、7・7、10・1、8・9、10・5、9・5、6・9、10・9、7・1各ng／mlであった。

数年後の追跡調査で、がん再発の兆しは皆無であった。

7.「エドガー・ケイシー」の夢予知

このように、私の治験例からみても、がんの特効薬はベンズアルデヒドが主成分であることが判明したわけですが、これは、先に述べたとおり、生アーモンドに含まれています。

そこで思い出したのが、若き頃、私が愛読したエドガー・ケイシーに関する書物です。エドガー・ケイシーは、今では「二十世紀最大の超能力者」と呼ばれ、有名な存在ですが、ご存じない方のために、簡単にご紹介しておきます。

エドガー・ケイシーは、一八七七年、アブラハム・リンカーンの生地でもあるケンタッキーに生まれ、一九四五年にその生涯を閉じました。

彼には、一般人にはない不思議な能力が備わっており、自分を催眠状態に置いた状態で、透視による何千もの「リーディング」を行い、原因不明の難病を抱えた多くの病人に治療法を授け、病気を治しました。

また、彼は、そうした治療法だけでなく、前世の姿や今世に起きる現象の因縁についても明確に答えています。

ちなみに、「リーディング」とは、「読み取る」ことを意味しており、潜在意識に浮かんだ情報を読み取って、伝えることです。

彼の「超能力」から導かれる情報には、一貫性があり、全部で一万四千二百四十六件にも及ぶ「リーディング」が、一九〇九年から一九四五年一月三日の亡くなる当日に至るまで行われています。

彼の死後、アメリカ・バージニアビーチに、本格的な研究施設としてケイシー・センターが設けられ、彼が行った治療法を中心に、今でも研究が続けられています。

さて、彼の著作物の中に、がん患者に向かって治療法を示している場面があります。

なかでも、今回の「がんとアーモンド」の関係を述べた部分を、「ザ・エドガー・ケイシー」（たま出版）から抜粋してみましょう。

ケイシーの概念では、がんは老廃物が蓄積することによる副次的な産物です。彼は、肉腫や黒色腫に対して、体内を浄化する特別の食物を奨めました。

ケイシーは、ある患者に次のように命じました。

「当分の間、スイカ、ニンジン、ダイコン（赤ダイコンやビート）を常食にして、毎日のように食べなさい。」

彼は、その理由を説明しました。

「スイカは肝臓や腎臓の働きを活発にし、ニンジンやダイコンは血液を浄化する。特にオオバコのお茶や膏薬《こうやく》を一緒に用いるとよい。」

このお茶や膏薬は、どちらもオオバコの先の方の柔らかい葉から作ります。膏薬は、感染してただれてきた「いぼ」や「あざ」を癒し、お茶は内部から浄化します。

また、「一オンスの予防は、明らかに一ポンド（十六オンス）の治療と同じ価値がある。」と、ケイシーは言いました。そして、しばしば予防策として「アーモンド」を利用しました。

「ある種のビタミンは、アーモンドのような、ある種のナッツ類から摂取することができ、それが病気の予防として役立つ。」

彼は、もっと明確に述べた時もありました。

「毎日一粒のアーモンドを食べ、それを続けたら、あなたの肉体に、腫瘍やそれに類似した症状が出来ることは決してないだろう。」

アーモンドは、ケイシーが繰り返し言及するテーマでした。

ある人が、落花生油のマッサージを再び続けるべきかどうかを尋ねたとき、ケイシーは次のように答えました。

「それ以上に良いものはない。それは肉体にエネルギーを補給する。ちょうど、一日に二、三粒のアーモンドを食べる人が、がんについて全く心配する必要がないのと同じように、落花生油のマッサージを毎週する人は、関節炎のことを全く心配する必要がない。」

ケイシーの診断した内容は、当時、医学的にはまだ確立していないことが多かったので、ケイシーに対して懐疑的な医師もいました。しかしながら、「がん」と断定された多くの患者が、医師から彼のところに送り込まれ、救済されていったのです。

少し長くなりましたが、以上のように、「アーモンドとがん」について述べられています。

これをみると、今回の「特効薬」の発見に類似した情報が、すでに七十年以上も前に知られていたとも言えます。東風博士の論文より四十年以上も前に、不思議な能力を使って、このような真実が知られていたのです。

読者の皆さんは、「超能力」という言葉に抵抗を感じられるでしょうか。科学的でないと思われるでしょうか。

人類が追究した「科学」は、ご存じのように、決して万能ではありません。理論や実験を推し進めていくと、最後には人智では不可解な部分に遭遇するのは、どの分野でも、よくあることです。

発見や発明は、ある日突然の「閃き」からやってきます。その「閃き」の源を、科学的に分析、調査することは不可能なのです。

「肉眼では見えない世界」を、非科学的と断言している限り、本当の人類の進化は得られないように思います。二十一世紀の科学は、医学の分野を含めて、従来の「常識」を超えたところに活路が開けると確信します。

《巻末付録》

若さを保つ、ラクラク健康法

同じ長生きでも、若々しく元気に長生きすることが望ましいのは言うまでもありません。

身体の老化の元凶は、血管の老化です。血管の老化とは、すなわち動脈硬化です。そして動脈硬化は、血管内壁の沈着物の蓄積によってもたらされます。

この沈着物の主成分は、中性脂肪です。したがって、動脈硬化の改善が若さを保つ秘訣となるわけです。

動脈硬化の改善法は、食事・運動療法に尽きるというのが現代の常識です。食事制限は空腹感との戦いですし、運動療法も強い意志力と時間を要するという難点があります。

そこで、ラクに若さを保つ健康法をご紹介しましょう。

一九八〇年ごろ、西ドイツのある体育生理学者が、非常に応用価値がある理論を提唱しました。すなわち、

「純粋なタンパクを経口摂取すると、消化管で消化されてアミノ酸となり、それが吸収されて肝臓に入り、タンパクに再合成される際に合成エネルギーを消費する。その結果、皮下脂肪、血管沈着物などの体内余剰物が分解燃焼して、この合成エネルギーの供給源となる」

というものです。これは、「プロテイン・ダイエット理論」と呼ばれています。

この方法だと、つらい食事制限や運動療法をしなくても、純粋タンパクを摂取するだけで同じ目的を達することができるわけです。純粋タンパクは容易に入手できませんが、その分解物のアミノ酸（必須アミノ酸）混合

は、森下製薬のアミュー顆粒か、武田薬品のＥＳポリタミンなどの医薬として、医業界に流通しています。

さらに、もっと身近に、手軽に、代用品で済ます方法があります。固ゆでタマゴです。

なぜ固ゆでタマゴが代用品になるかと言いますと、その主成分が高分子の核酸とタンパクだからです。核酸は卵黄の主成分ですが、消化管で消化され、モノヌークレオチド（核酸構成単位）として吸収されて肝臓に入り、核酸に再合成される際に合成エネルギーを消費します。すなわち、純粋タンパクと同様の効能があるわけです。卵白はタンパク・アルブミンが主成分です。

また、卵黄の脂肪分は固ゆでの際に固化して吸収率が低下し、ほとんど影響はありません。卵黄に含まれるコレステロールは、肝臓のコレステロール分解酵素で分解・消滅するので、無害です。

これが、いわゆる「タマゴ・ダイエット」です。

量的には、理想は一日二十個ですが、適量（例えば十個程）を続けてもよろしい。

タマゴ・ダイエットの唯一の弱点は、卵黄中の核酸が尿酸の原料なので、痛風を発症する可能性があることです。痛風発症の際は、必ず手か足の親指の第一関節に鈍痛が発生しますから、そんな時は尿酸排泄促進剤（ベンズマロン、トレビアノームなど）を一錠服用すれば、鈍痛が消退しますから痛風には至りません。ラクに若々しく長生きができます。

勿論、高血圧も正常化して、降圧剤は不用になります。また、糖尿病にも好影響を及ぼします。血中の過剰なブドウ糖が分解燃焼するからです。

<著者紹介>
岡﨑　公彦（おかざき　きみひこ）
1933年３月23日、大阪市生。1959年、京都大学医学部卒。1960年４月〜1981年７月、同学部、ピッツバーグ大学医学部、愛知医科大学において、大学院生、大学助手、リサーチフェロー、助教授などとして生化学的研究に従事。その間に“パン酵母における新補酵素の発見”、“白ネズミの肝再生端緒因子の発見”等の業績を挙げる。1981年８月以降、関西医科大学附属病院内科勤務。内科医員、医長、部長、副院長、院長などとしての民間病院勤務を経て1989年９月、京都市右京区にて内科開業し、現在に至る。
●著書：『究極の難病完治法　現代医学の盲点直撃！　アレルギー疾患、リウマチ、膠原病の新治療法』（たま出版）

がんの特効薬は発見済みだ！

2011年３月８日　初版第１刷発行
2016年３月１日　初版第10刷発行

著　者　岡﨑 公彦
発行者　韮澤 潤一郎
発行所　株式会社 たま出版
〒160-0004 東京都新宿区四谷4－28－20
☎ 03-5369-3051（代表）
http://tamabook.com
振替　00130-5-94804

組　版　一企画
印刷所　株式会社エーヴィスシステムズ

©Kimihiko Okazaki　2011 Printed in Japan
ISBN978-4-8127-0322-9　C0011